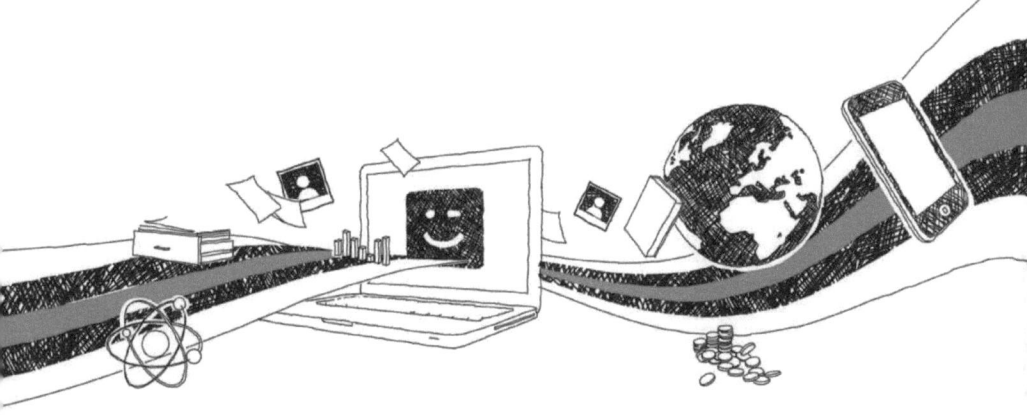
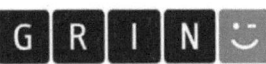

Horst Siegfried Kolb; BA, MSc

Clinical Reasoning. Einführungsvortrag

GRIN Verlag

Bibliografische Information der Deutschen Nationalbibliothek:

Die Deutsche Bibliothek verzeichnet diese Publikation in der Deutschen National-
bibliografie; detaillierte bibliografische Daten sind im Internet über http://dnb.d-
nb.de/ abrufbar.

Impressum:

Copyright © 2014 GRIN Verlag GmbH
Druck und Bindung: Books on Demand GmbH, Norderstedt Germany
ISBN: 978-3-656-85631-3

Dieses Buch bei GRIN:

http://www.grin.com/de/e-book/280678/clinical-reasoning-einfuehrungsvortrag

GRIN - Your knowledge has value

Der GRIN Verlag publiziert seit 1998 wissenschaftliche Arbeiten von Studenten, Hochschullehrern und anderen Akademikern als eBook und gedrucktes Buch. Die Verlagswebsite www.grin.com ist die ideale Plattform zur Veröffentlichung von Hausarbeiten, Abschlussarbeiten, wissenschaftlichen Aufsätzen, Dissertationen und Fachbüchern.

Besuchen Sie uns im Internet:

http://www.grin.com/

http://www.facebook.com/grincom

http://www.twitter.com/grin_com

Horst Siegfried Kolb; BA, MSc

Clinical Reasoning

(CR)

Einführungsvortrag

September 2014

Horst Siegfried Kolb; BA, MSc

Clinical Reasoning

(CR)

Clinical Reasoning

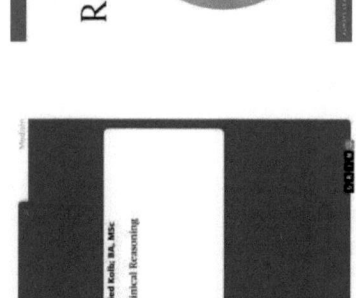

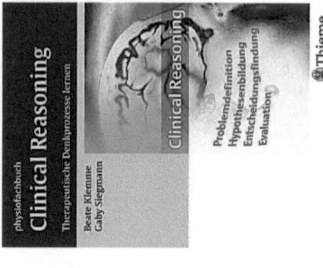

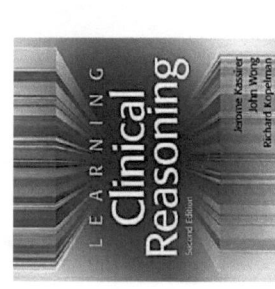

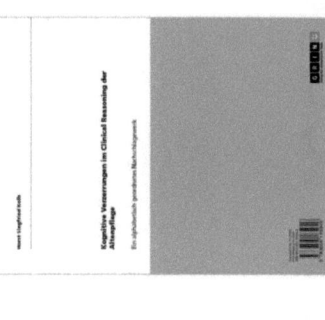

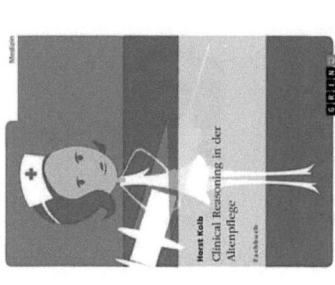

Horst Siegfried Kolb; BA, MSc   Clinical Reasoning / CR

Clinical Reasoning

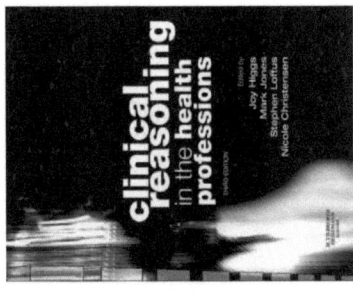

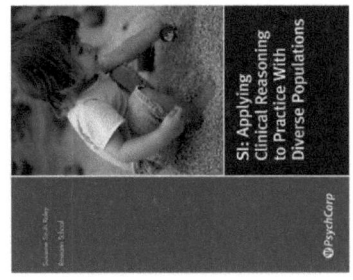

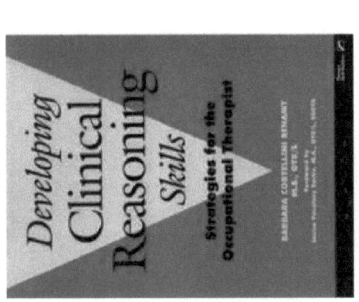

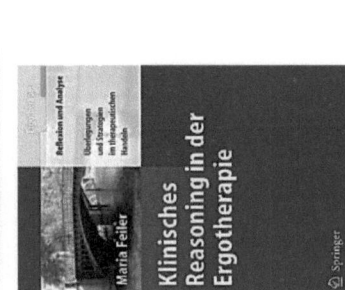

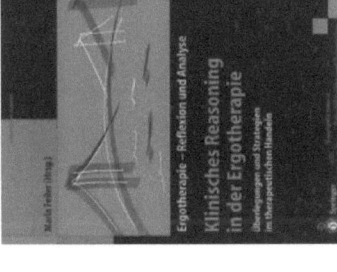

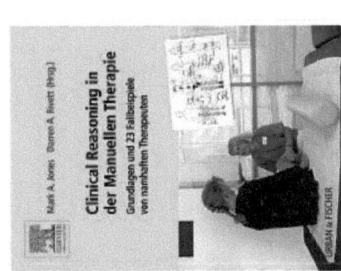

Horst Siegfried Kolb; BA, MSc   Clinical Reasoning   /   CR

3

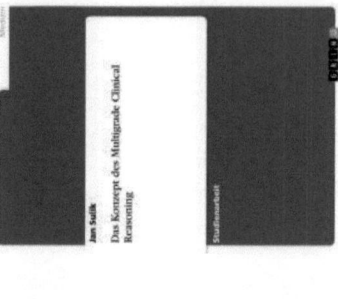

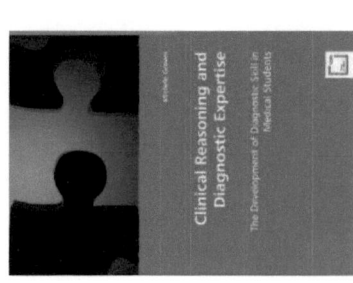

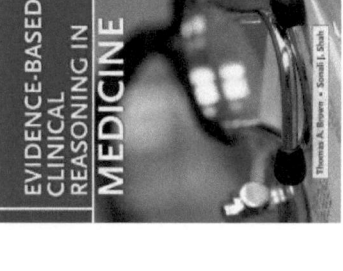

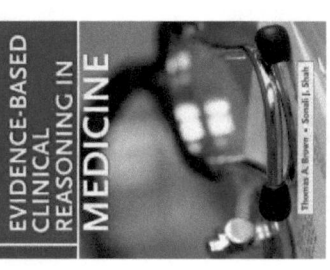

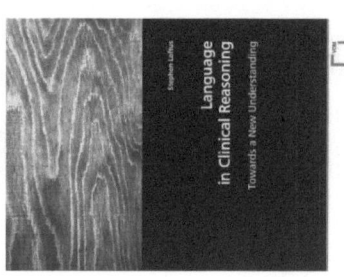

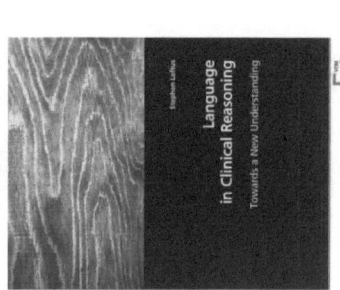

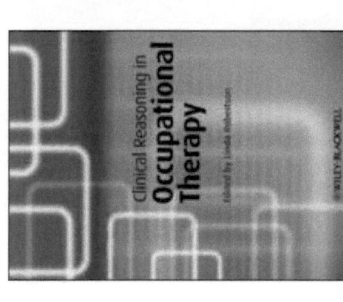

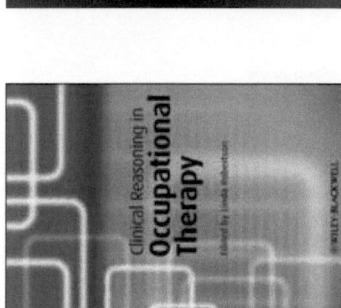

Clinical Reasoning

Clinical Reasoning

Einführung

und

Definition

Clinical Reasoning

Begriffsbestimmung

Wied & Warmbrunn (2007:160):

„Klinische Entscheidungsfindung und reflexive Überprüfung

therapeutischer Handlung."

Klemme & Siegmann (2006:7) :

„Unter Clinical Reasoning sind [...] Denkprozesse von klinisch

tätigen Personen, also Angehörigen der Medizin- und

Gesundheitsberufe, zu verstehen, die darauf abzielen, eine

klinische Entscheidung zu treffen."

Clinical Reasoning

Begriffsbestimmung

Kolb (2012:1):

„Denk-, Handlungs- und Entscheidungsprozess, der der Pflegekraft alleine, in Auseinandersetzung mit Berufskollegen oder im interdisziplinären Team (Multigrade Clinical Reasoning) als theoretisches Konstrukt dient, um das Vorgehen zur Behandlung, die Therapie, was hier immer die Planung und Durchführung der Pflege meint, möglichst optimal mit dem Pflegebedürftigen (Patient, Bewohner) gestalten zu können."

Clinical Reasoning

Begriffsbestimmung

Es soll hier vereinfacht gelten:

Clinical Reasoning (CR) synonym mit

- Critical Thinking (CT),
- Clinical Judgement (CJ),
- Clinical Decision Making (CDM),
- Clinical Problem Solving (CPS)

Andere wiederum sehen Critical Thinking als einen Aspekt des Clinical Reasoning und dieses wieder als Unterpunkt von Clinical Judgement (CJ), Clinical Decision Making (CDM) oder Clinical Problem Solving (CPS). (Kolb 2012:1)

Horst Siegfried Kolb; BA, MSc   Clinical Reasoning / CR

Clinical Reasoning

Dual-Process-Theory: **2 gemeinsame Wege,**
                                    1 Clinical Reasoning!

intuitiv   **rational**

Entscheidung
(Decision)

- implizit
- „gefühlsmäßig"
- parallel

- explizit
- „vernünftig"
- sequentiell

(Kolb 2014:51)

9

Horst Siegfried Kolb; BA, MSc   Clinical Reasoning / CR

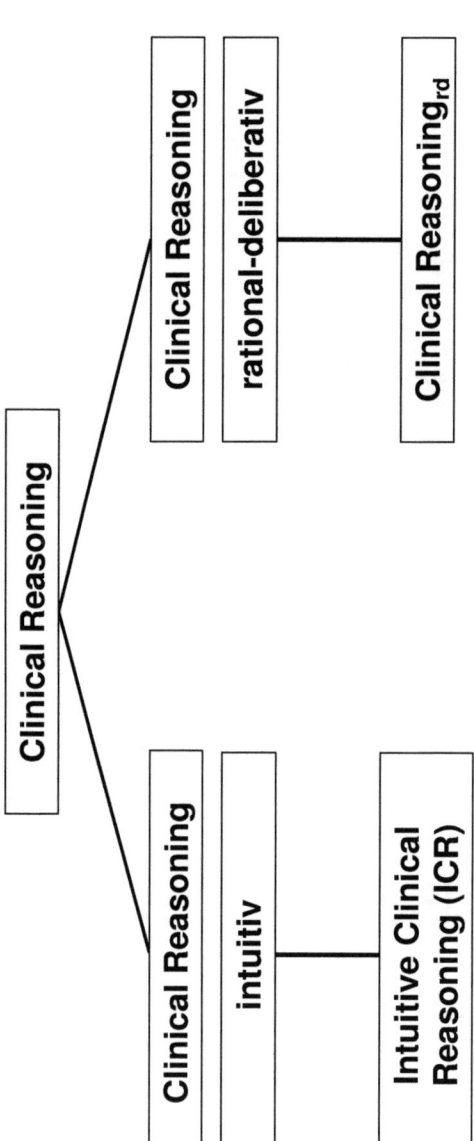

Kompetenzzentrum für Fort- und Weiterbildung

Clinical Reasoning

Dual-Process-Theory: 2 gemeinsame Wege, 1 Clinical Reasoning!

Clinical Reasoning

Clinical Reasoning
intuitiv
Intuitive Clinical Reasoning (ICR)

Clinical Reasoning
rational-deliberativ
Clinical Reasoning$_{rd}$

(Kolb 2014)

10

Horst Siegfried Kolb; BA, MSc   Clinical Reasoning / CR

Kompetenzzentrum für Fort- und Weiterbildung

Clinical Reasoning

Dual-Process-Theory: **2 gemeinsame Wege,**
1 Clinical Reasoning!

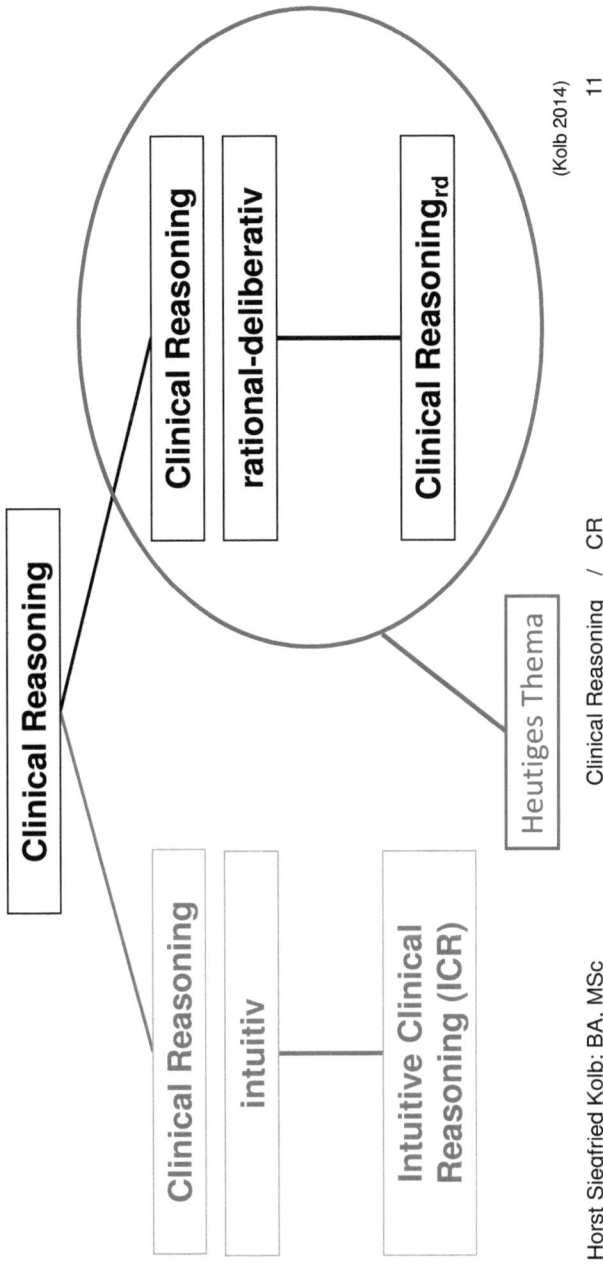

Clinical Reasoning

Clinical Reasoning
intuitiv

Intuitive Clinical
Reasoning (ICR)

Clinical Reasoning
rational-deliberativ

Clinical Reasoning$_{rd}$

Heutiges Thema

(Kolb 2014)

11

Horst Siegfried Kolb; BA, MSc   Clinical Reasoning   /   CR

Clinical Reasoning

6-schrittiges Pflegeprozessmodell

Innerhalb der Pflege wird

heute hauptsächlich das

6-schrittige

Pflegeprozessmodell

nach

Fiechter & Meier (1998)

verwendet.

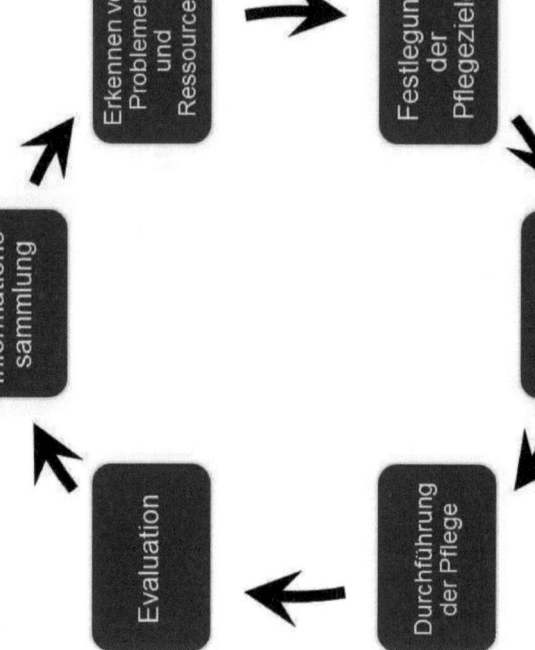

(Kolb 2012:5)

12

Clinical Reasoning

Pflegeprozess als evolutionäre Helix

Der Pflegeprozess setzt sich weiter fort und stellt somit eine

evolutionäre Helix dar:

(Kolb 2012:5)

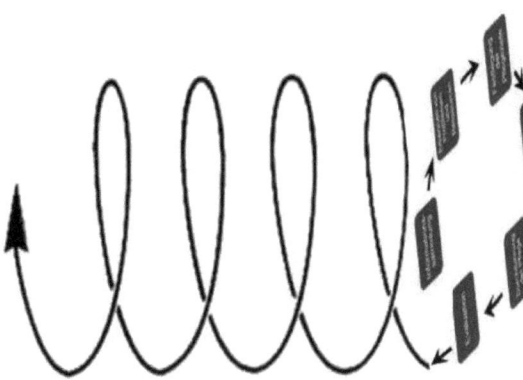

Horst Siegfried Kolb; BA, MSc

Clinical Reasoning / CR

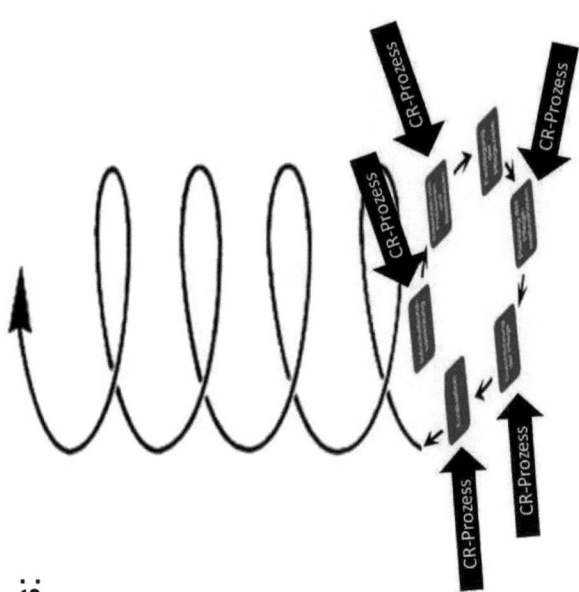

Kompetenzzentrum für Fort- und Weiterbildung

Clinical Reasoning

Einfluss des Clinical Reasoning auf den Pflegeprozess

Dabei determiniert Clinical Reasoning alle Schritte des

Pflegeprozesses:

(Anlehnung an Kolb 2012:6)

Horst Siegfried Kolb; BA, MSc   Clinical Reasoning   /   CR

Clinical Reasoning

Die 6 Elemente

des

Clinical Reasoning

Horst Siegfried Kolb; BA, MSc   Clinical Reasoning   /   CR

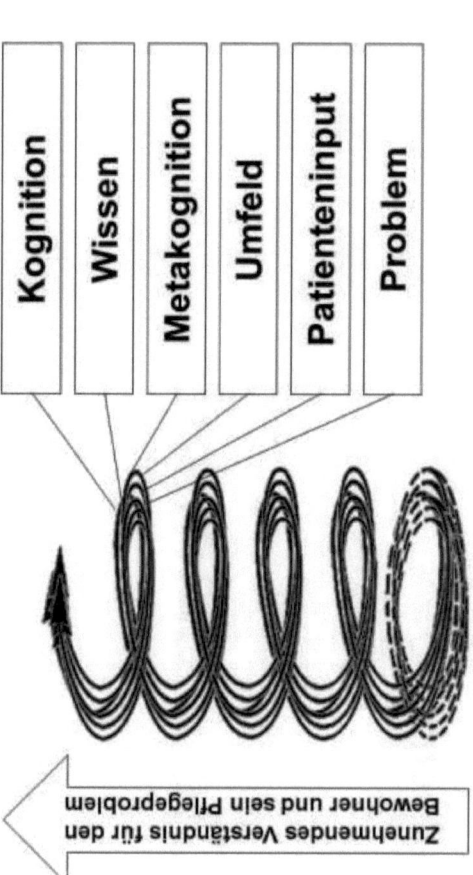

Clinical Reasoning

Elemente des Clinical Reasoning

Das integrierte, patientenzentrierte Modell des Clinical Reasoning nach

Higgs & Jones (2000) beinhaltet 6 Elemente:

Kognition

Wissen

Metakognition

Umfeld

Patienteninput

Problem

Zunehmendes Verständnis für den Bewohner und sein Pflegeproblem

(Kolb 2012:2)

16

Kompetenzzentrum für Fort- und Weiterbildung

Clinical Reasoning

Herzelemente des Clinical Reasoning

Dabei bilden Wissen, Kognition und Metakognition nach

Klemme & Siegmann (2006) die 3 „Herzelemente":

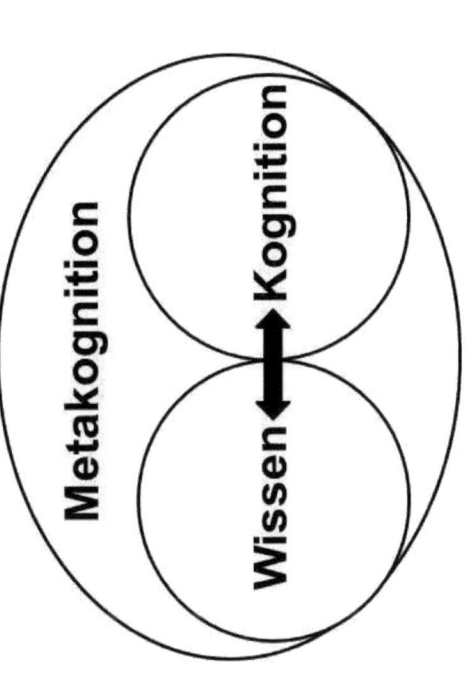

(Kolb 2012::2)

Horst Siegfried Kolb; BA, MSc

Clinical Reasoning / CR

Clinical Reasoning

Bedeutung der 6 CR-Elemente für die Pflege

Informationen (Anamnese, Screening- und Assessmentverfahren etc.) können als **Patienteninput** verstanden werden.

Pflegeprobleme stellen das **Problem** dar, die im **Umfeld** (Pflegesetting) von Pflegemaßnahmen, räumlichen, zeitlichen, personellen, finanziellen und rechtlichen Rahmenbedingungen durch Pflegemaßnahmen gelöst werden.

Die Pflegekraft bedient sich ihres Fach**wissens**, welches sie durch Strategien der **Kognition**, beispielsweise Methoden und Formen des Denkens anwendet und durch die **Metakognition** reflektiert.

(Kolb 2012:2)

Horst Siegfried Kolb; BA, MSc   Clinical Reasoning   /   CR

Clinical Reasoning

CR-Element   Kognition

Kognition meint als Oberbegriff höhere geistige Funktionen, die im Pflegesetting eingesetzt werden.

Zu den kognitiven Fähigkeiten eines Menschen zählen je nach Definition:

- Aufmerksamkeit / Achtsamkeit
- Wahrnehmungsfähigkeit
- Erkenntnisfähigkeit / Denkfähigkeit
- Schlussfolgern / Urteilsfähigkeit
- Erinnerungsfähigkeit / Merkfähigkeit
- Lernfähigkeit / Wissen
- Abstraktionsvermögen
- Rationalität
- ...und einige mehr

(Kolb 2012:80)

19

Clinical Reasoning

CR-Element Kognition

Nach Gerrig und Zimbardo (2008:736) ist unter Kognition ein

„Prozess des Wissens, einschließlich Aufmerksamkeit,

Erinnerung und Schlussfolgern; auch der Inhalt dieser Prozesse

wie Begriffe und Gedächtnisinhalte"

zu verstehen.

Clinical Reasoning

CR-Element   Wissen

Für erfolgreiche Denk- und Entscheidungsprozesse im Rahmen des Clinical Reasoning, genügen nicht alleine kognitive Fähigkeiten wie Motivation, Wahrnehmung und Denken. (Kolb 2012:114)

Es ist Fachwissen notwendig, welches in jedem konkreten Fall des Pflegebedürftigen individuell verknüpft wird. (Kolb 2012:114)

„Kognitive Fähigkeiten und Wissen stehen also in wechselseitiger Beziehung zueinander." (Klemme & Siegmann 2006:15)

Clinical Reasoning

CR-Element Wissen

Es gilt:

„Eine fundierte fachspezifische Wissensbasis ist Voraussetzung für eine erfolgreiche [...] [pflegerische] Tätigkeit." (Klemme & Siegmann 2006:20)

Aber auch:

„Ein umfangreiches Wissen allein ist [...] kein Garant für erfolgreiches Clinical Reasoning [...]." (Klemme & Siegmann 2006:20)

Clinical Reasoning

CR-Element   Wissen

Formen und Dimensionen des Wissens

Wissen kann sich in unterschiedlichen Formen und Dimensionen darstellen, je nachdem, wer der Wissensträger ist, ob er sich seines tatsächlichen Wissens auch bewusst ist und inwieweit es fakten- bzw. handlungsorientiert ist. (Kolb 2012:115)

- **Explizites und implizites Wissen**

- **Deklaratives und prozedurales Wissen**

- **Individuelles und organisationales Wissen**

Clinical Reasoning

CR-Element   Metakognition

„Metakognition heißt beim Denken über das Denken nachzudenken.

Metakognition ist den kognitiven Fertigkeiten, die unmittelbar an der

Bewältigung intellektueller Aufgaben beteiligt sind, übergeordnet. Sie

umfaßt die Planung, Überwachung und Steuerung der kognitiven

Fertigkeiten." (Miller & Babcock 2000:37)

Metakognition als Gesamtheit der Reflexionsvorgänge über den CR-

Prozess stellt eines der drei Kernelemente des Clinical Reasoning dar.

(Kolb 2012:121)

Clinical Reasoning

CR-Element   Metakognition

Reflexion ist somit ein Aspekt metakognitiver Fähigkeiten und verlinkt

Denken und Handeln. (Beushausen 2009)

„Metakognitive Verfahren der Reflexion sind insbesondere für das

Erlernen und Optimieren von Prozessen des Clinical Reasoning von

großer Bedeutung." (Marienhagen 2009:25)

Clinical Reasoning

CR-Element   Metakognition

Reflektion kann die Pflegekraft dabei in zweierlei Weise einsetzen:

Reflection in action

(Reflektion während des Handelns)

Reflection on action

(nachträgliche Reflektion über das Handeln)

(Kolb 2012:121)

Clinical Reasoning

CR-Element   Patienten-Input

Gleichermaßen   - bedeutsam

und auch   - variabel

(Kolb 2014:22)

Horst Siegfried Kolb; BA, MSc   Clinical Reasoning / CR

27

Clinical Reasoning

CR-Element   Patienten-Input

„Die Bedeutsamkeit kommt vom primären pflegerischen Interesse her,

in dessen Mittelpunkt, betrachtet man beispielsweise Pflegemodelle

wie das Modell der fördernden Prozesspflege nach Monika Krohwinkel,

der pflegebedürftige Mensch steht.

Pflege sollte somit im Interesse des Pflegebedürftigen durchgeführt

werden."

(Kolb 2014:22)

Clinical Reasoning

CR-Element   Patienten-Input

„Der pflegebedürftige Mensch andererseits verändert sich, gewichtet

seine Interessen und Prioritäten zeitweise anders und verändert sich

sowohl psychisch, emotional als auch physisch.

Dementsprechend variiert auch der Eintrag – der Patienten-Input – den

er oder sie in den Pflegeprozess als Ganzes und in den CR-Prozess im

Besonderen einbringt."

(Kolb 2014:22)

Clinical Reasoning

CR-Element   Patienten-Input

Der Patienten-Input variiert auch je nach CR-Form.

Scientific Reasoning:	Aspekt der Diagnose
Interaktiven Reasoning:	Kommunikative Momente / Beziehungen
Konditionale Reasoning:	Möglichkeiten und Absichten
Narratives Reasoning:	Geschichten, / Biographie gehörig, oder
Pragmatisches Reasoning:	Hard Facts (Vermögen, Wohnverhältnisse)
Ethische Reasoning:	Werte, Normen, Glaubenssätze,

Letztlich ist auch die Compliance, also die Mitwirkung und Akzeptanz innerhalb des CR-Prozesses / innerhalb der Pflege ein Mosaikstein des Patienten-Inputs.

(Kolb 2014:22)

Horst Siegfried Kolb; BA, MSc   Clinical Reasoning   /   CR

Clinical Reasoning

CR-Element   Umfeld

„Viele Ideen empfangen wir aus diesem [...] [Umfeld] und geben neue [...] zurück, auch Gefühle werden dort geweckt."

(Langmaack 2001:58-59)

Clinical Reasoning

CR-Element   Umfeld

Langmaack (2001) rechnet dem Umfeld unter anderem folgende Parameter zu:

- Zeitbudget
- finanzielle Gegebenheiten
- Gesetze, Normen und Richtlinien
- Politische, familiäre, berufliche Situation und die dazugehörigen Hierarchien
- Alter, Geschlecht, Schicht, soziale Herkunft
- ...

Clinical Reasoning

CR-Element Umfeld

„Innerhalb des CR-Prozesses schließt das Umfeld alle Entitäten und

Rahmenbedingungen ein, die außerhalb der unmittelbaren Interaktion

im Pflegesetting vorhanden sind. Unabhängig davon, ob diese Aspekte

der Mikro-, Meso- oder Makro-Ebene zugerechnet werden müssen.

Unterschiedliche Formen des Clinical Reasoning werden dabei auch

von unterschiedlichen Umfeldbedingungen determiniert."

(Kolb 2014:21)

Clinical Reasoning

CR-Element   Umfeld

Das Umfeld kann aus Sicht der

Themenzentrierten Interaktion

nach Ruth Cohn als der Globe

angesehen werden.

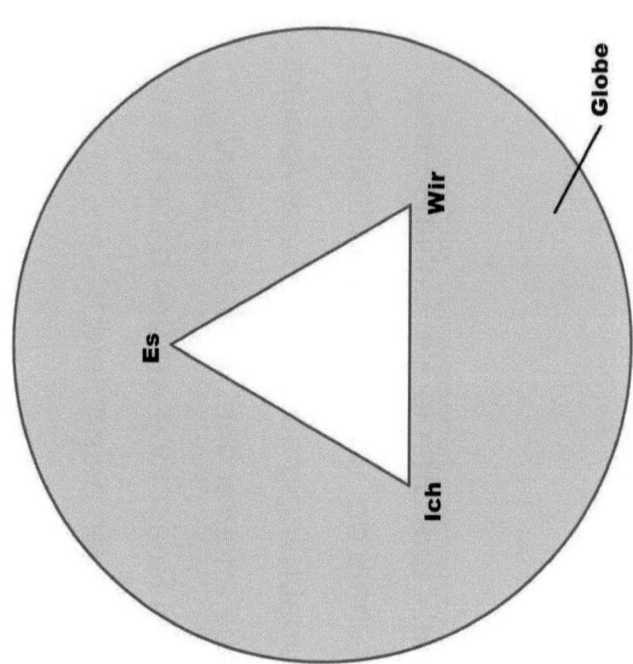

Clinical Reasoning

CR-Element   Umfeld

Das Umfeld kann aus Sicht der

Pflegekraft:

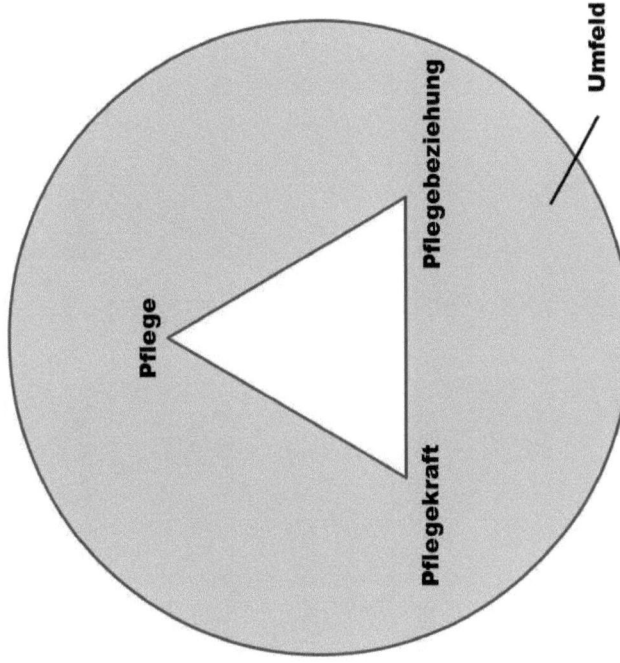

Kompetenzzentrum für Fort- und Weiterbildung

Clinical Reasoning

CR-Element   Umfeld

Das Umfeld kann aus Sicht der / des

Pflegebedürftigen:

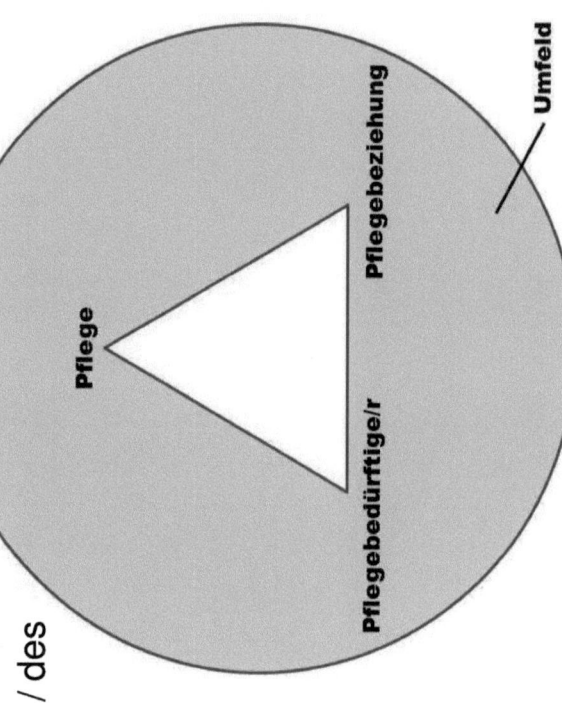

Clinical Reasoning

CR-Element   Problem

„Für den Prozess des Clinical Reasoning in der Pflege kann es sich beim CR-Element Problem nur um ein Pflegeproblem handeln.

Pflegeprobleme bestehen dann, wenn eine pflegebedürftige Person Hilfe und Unterstützung im Alltag benötigt." (Kolb 2014:23)

Horst Siegfried Kolb; BA, MSc

Clinical Reasoning   /   CR

Clinical Reasoning

CR-Element   Problem

„Ein Pflegeproblem besteht, wenn die für die Bewältigung des Alltags notwendige Unabhängigkeit und das Wohlbefinden des Pflegebedürftigen beeinträchtigt sind und diese nicht eigenständig kompensiert werden können. (MDS 2005:19)

„Pflegeprobleme sind also Probleme der Pflege, die auch durch Maßnahmen der Pflege beeinflusst werden können." (Kolb 2012:123)

Clinical Reasoning

CR-Element   Problem

Ein Problem besteht nach Bamberger (2001) in der Regel aus vier Bestandteilen:

- Wahrnehmung einer Diskrepanz zwischen dem, wie etwas ist und dem, wie es sein sollte (Ist-Soll-Diskrepanz),

- Subjektiver Bewertung, nach der dieses „Soll" als deutlich attraktiver eingeschätzt wird als die aktuelle Ist-Befindlichkeit;

- Vergeblicher Versuch, aus eigenen Kräften von Ist nach Soll zu kommen („Ist-Barriere-Soll-Modell");

- Dysfunktionalen Interaktionsmustern, die sich als Folge der misslungenen Problemlösungsversuche etabliert haben und die nun „das Problem" bzw. „die Probleme" präsentieren.

(Bamberger 2001)

Clinical Reasoning

CR-Element   Problem

Ziel der Problembeschreibung ist eine „zusammenhängende,

informative, übersichtliche, anschauliche und individuelle

Kurzbeschreibung der Bereiche" (MDS 2005:19), in denen der

Pflegebedürftige Unterstützung [im Alltag] benötigt.

(Kolb 2012)

Horst Siegfried Kolb; BA, MSc   Clinical Reasoning   /   CR

Clinical Reasoning

Die 6 Prozess-Schritte

des

Clinical Reasoning

Clinical Reasoning

6 CR-Prozess-Schritt

- Pre-Assessment Image

- Cue Acquisition

- Hypothesis Generation

- Cue Interpretation

- Hypothesis Evaluation

- Diagnosis

Clinical Reasoning

CR-Prozess-Schritt   Pre-Assessment Image

Pre-Assessment Image =

- Erster Eindruck und Überlegungen, auf Basis minimaler Informationen die Erwartungen im Hinblick auf die Patienteninteraktion bestimmen.

- Wird von bisherigen Erfahrungen, eventuellen früheren Begegnungen mit dem Patienten oder auch mit ähnlichen Patienten und Krankheitsbildern gespeist. (Burtchen 2007)

Clinical Reasoning

CR-Prozess-Schritt   Pre-Assessment Image

- Bild, welches sich die Pflegekraft vom Pflegebedürftigen macht, ohne mit ihm bereits direkt in Kontakt getreten zu sein.

- basiert auf Informationen, die die Pflegekraft beispielsweise dem Überleitungsbogen oder Aussagen dritter (Telefonat mit den Angehörigen, dem Arzt, Krankenhaus, Pflegedienst) entnimmt.

- Bild anhand von Alter, Geschlecht, Diagnose (medizinischer und ggf. bereits vorhandener pflegerischer Diagnose), Herkunft, Beruf und anderen Merkmalen. (Kolb 2012)

Clinical Reasoning

CR-Prozess-Schritt   Pre-Assessment Image

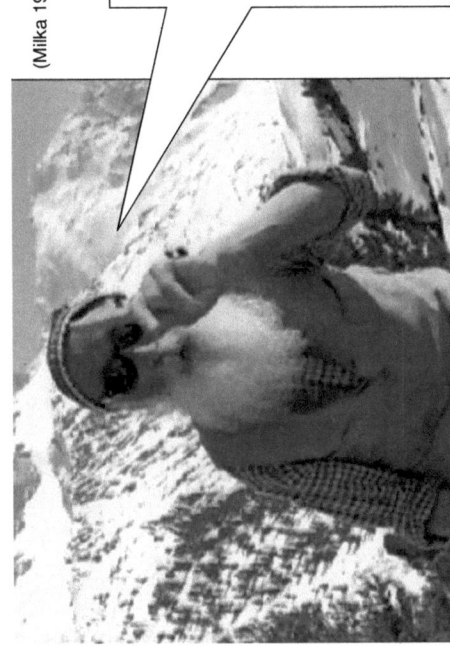

(Milka 1993)

Ah! Eine Pflegekraft!
Sie glauben wohl auch,
Pre-Assessmemnt Image ist
wichtig?
ABER Vorsicht!
Bleiben Sie sachlich und neutral!

Die Pflegekraft muss sich bewusst sein, dass sie hier neutral und

sachlich bleiben muss um nicht durch einer kognitiven Verzerrung im

weiteren CRA-Prozess beeinflusst zu werden. (Kolb 2012)

Horst Siegfried Kolb; BA, MSc   Clinical Reasoning / CR

45

Clinical Reasoning

CR-Prozess-Schritt   Cue Acquisition

„Ausgehend und geleitet vom Pre-Assessment Image sucht und sammelt die Pflegekraft nun Schlüsselwörter (Cues) um den Pflegestatus (Pflegeprobleme, Ressourcen, Kompetenzen und Performanzen) des Pflegebedürftigen zu erheben." (Kolb 2012:24)

„Dies geschieht durch Befragung, Beobachtung und Untersuchung des Patienten. Dabei werden Schlüsselwörter gesucht, die zur Bestätigung oder Zurückweisung der Arbeitshypothesen herangezogen werden können." (Burtchen 2007:11)

Clinical Reasoning

CR-Prozess-Schritt   Cue Acquisition

Cues triggern eine oder mehrere Hypothesen.

Cues, die zu Hypothesen führen variieren.

Manchmal ist es ein einziges Symptom, meistens führen allerdings mehrere Schlüsselwörter bzw. deren Zusammenschau zu einer Hypothese. (Kassirer & Kopelman 1991)

Clinical Reasoning

CR-Prozess-Schritt   Hypothesis Generation

Bei der Hypothesenproduktion

(auch Hypothesenbildung, Hypothesengenerierung)

(Hypothesis Generation)

beginnt die Pflegekraft nun die gesammelten Daten und Informationen

„zu organisieren, zu strukturieren und Annahmen bezüglich bestimmter

[…] [Pflegeprobleme] herauszubilden. Häufig werden dabei mehrere

Vermutungen [Hypothesen] gebildet." (Klemme & Siegmann 2006:26)

Clinical Reasoning

CR-Prozess-Schritt   Hypothesis Generation

Expertise und Erfahrung determinieren die Qualität einer Hypothese.

↑ Beides ist äußert wichtig.

↑ Buchwissen alleine ist ungenügend um optimale Hypothesen bilden

zu können. (Kassirer & Kopelman 1991)

Clinical Reasoning

CR-Prozess-Schritt   Cue Interpretation

Im Rahmen der Interpretation der Schlüsselworte (Cue Interpretation) sammelt nun die Pflegekraft weitere Cues und ordnet sie den bereits aufgestellten Hypothesen zu.

Hierdurch kann eine Hypothese verifiziert (bestätigt, unterstützt) oder falsifiziert (widerlegt) werden.

„Die Suche und Interpretation von Schlüsselwörtern stützt sich auf das vorhanden wissenschaftliche und empirische Wissen [...]]der Pflegekraft]. " (Burtchen 2007:11)

Clinical Reasoning

CR-Prozess-Schritt   Hypothesis Evaluation

Im nächsten Prozess-Schritt werden die verschiedenen, eventuell konkurrierende Hypothesen verglichen und ausgewertet (evaluiert).

(Kolb 2012)

„Die Hypothese, die am besten durch die gesammelten Daten gesichert ist, wird ausgewählt und bildet die Basis für den nächsten Schritt."

(Klemme & Siegmann 2006:26)

Clinical Reasoning

CR-Prozess-Schritt   Diagnosis

„Abschließend erstellt die Pflegekraft eine pflegerische Diagnose

(Pflegediagnose), die sie in die Pflegeplanung übernimmt und daraus

die weiteren Pflegemaßnahmen ableitet."

(Kolb 2012:26)

Clinical Reasoning

Formen

des

Clinical Reasoning

Horst Siegfried Kolb; BA, MSc   Clinical Reasoning   /   CR

Clinical Reasoning

CR-Formen:

- **Scientific Reasoning**

  (Denkstruktur bestimmt durch logisches, sachliches Denken)

- **Interaktives Reasoning**

  (Durch Gefühle, Wahrnehmung und Beobachtung geleitetes Denken)

- **Konditionales Reasoning**

  (Durch das Vorstellungsvermögen der Pflegekraft geleitetes Denken)

- **Narratives Reasoning**

  (Das Denken in und durch Geschichten)

- **Pragmatisches Reasoning**

  (Sachlich pragmatisches Denken)

- **Ethisches Reasoning**

  (Durch Einstellungen, Haltungen und Werte bestimmtes Denken)

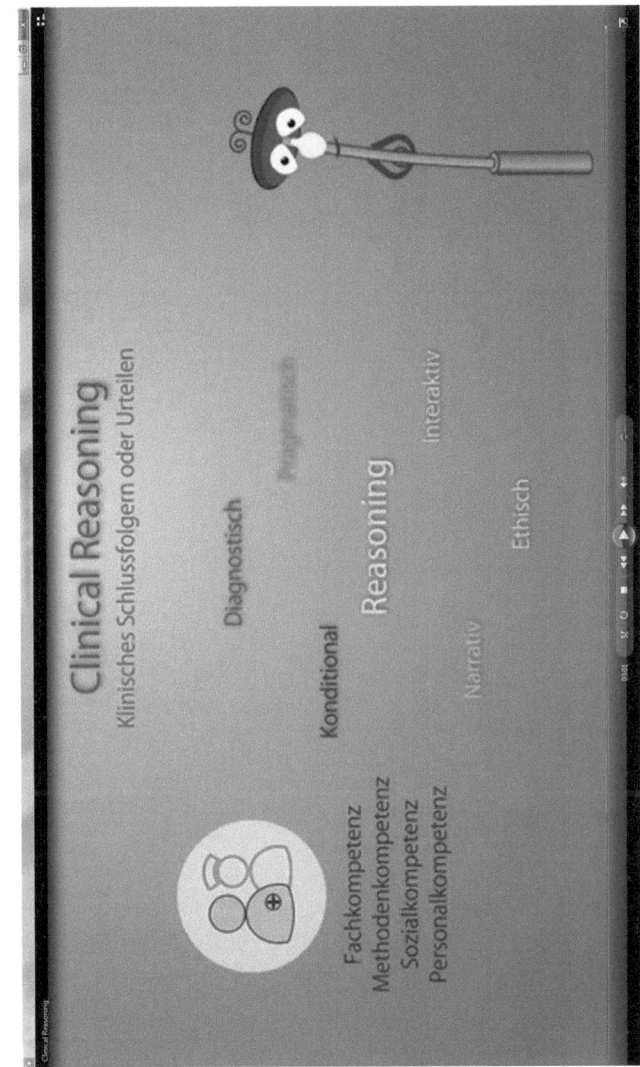

Kompetenzzentrum für Fort- und Weiterbildung

Clinical Reasoning

CR-Formen:

Horst Siegfried Kolb; BA, MSc   Clinical Reasoning   /   CR

Kompetenzzentrum für Fort- und Weiterbildung

Clinical Reasoning

Ebenen

des

Clinical Reasoning

Kompetenzzentrum für Fort- und Weiterbildung

Clinical Reasoning

Ebenen des Clinical Reasoning:

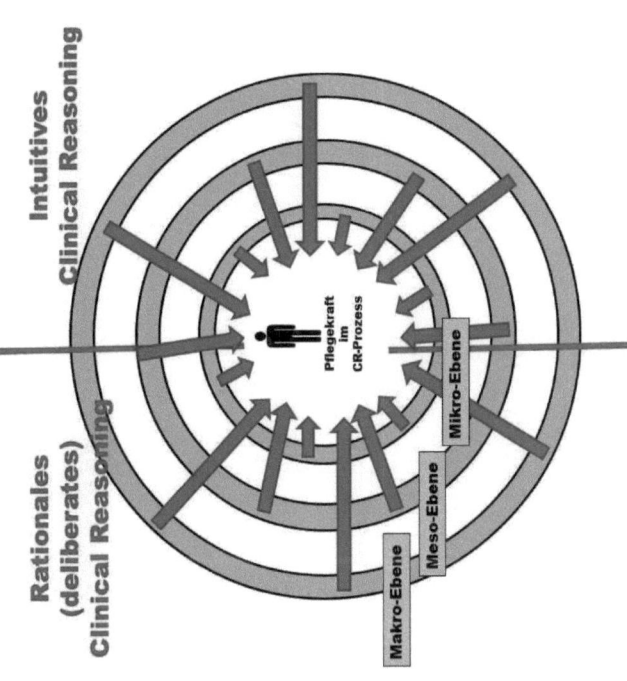

(Kolb 2014:33)

Horst Siegfried Kolb; BA, MSc

Clinical Reasoning / CR

Clinical Reasoning

Ebenen des Clinical Reasoning:

* **Mikro-Ebene**

  Individualebene. Pflegekraft interagiert direkt mit dem Pflegebedürftigen. Es wirken unmittelbar soziale Beziehungen und Interaktionen, anderseits müssen psychologische Aspekte, die der Pflegeperson ebenso wie die psychisch hervorgerufenen des pflegebedürftigen Menschen, berücksichtigt werden.

  (Kolb 2014)

Horst Siegfried Kolb; BA, MSc   Clinical Reasoning   /   CR

Clinical Reasoning

Ebenen des Clinical Reasoning:

- **Meso-Ebene**

Intermediär Ebene zwischen Mikro- und Makro-Ebene. Sie kann als Organisationsebene beschrieben werden. Zum Teil durch die Pflegeperson und deren Handeln nicht beeinflussbar, zum andere Teil kann auch die Pflegeperson diese (mit)-modellieren.

(Kolb 2014)

Clinical Reasoning

Ebenen des Clinical Reasoning:

- **Makro-Ebene**

Gesamtgesellschaftliche Phänomene, die sich im

Pflegesetting auswirken sind der Makro-Ebene zuzuordnen.

Sie stellt die äußerste, oberste Ebene als begriffliche Einheit

beispielsweise (sozial)-politischer Determinanten (Gesetze,

Ordnungen) dar und repräsentiert somit Aspekte des

Berufssystems, der Nation bzw. Gesellschaft und somit

übergreifende Normen.

(Kolb 2014)

Clinical Reasoning

Ebenen des Clinical Reasoning:

Die Makro-Ebene beeinflusst sowohl die Meso-Ebene und die Mikro-Ebene direkt, als auch, vermittelt über die Meso-Ebene die Mikro-Ebene indirekt. (Kolb 2014)

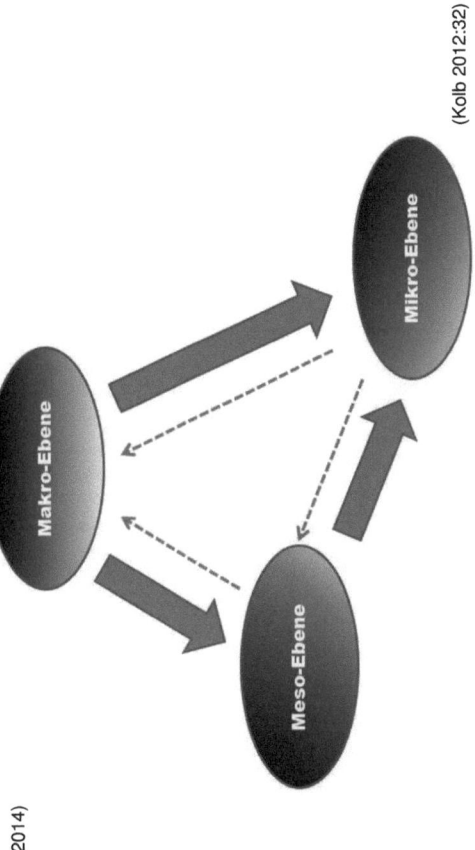

(Kolb 2012:32)

Horst Siegfried Kolb; BA, MSc

Clinical Reasoning

(CR)   ... soweit für heute!

Vielen Dank!

Kompetenzzentrum für Fort- und Weiterbildung

Literaturverzeichnis

Bamberger, Günter G. (2001): Lösungsorientierte Beratung. Praxishandbuch. Weinheim: Psychologie Verlags Union. Beltz Verlag

Beushausen, Ulla (2009): Therapeutische Entscheidungsfindung in der Sprachtherapie. Grundlagen und 14 Fallbeispiele. München: Urban & Fischer Verlag, Elsevier

Burtchen, Irene (2007): Clinical Reasoning I. Studienheft Nr. 047. 1. Auflage 06/2007. Bad Sooden-Allendorf: Diploma – Fachhochschule Nordhessen

Fiechter, Verena & Meier, Martha (1998): Pflegeplanung. Eine Anleitung für die Praxis. Fritzlar: Recome-Verlag

Gerrig, Richard J. & Zimbardo, Philip G. (2008): Psychologie. München: Pearson Studium

Higgs, Joy & Jones, Mark A. (2000): Clinical Reasoning in the Health Profession. Oxford: Butterworth Heinemann

Kassirer, Jerome P. & Kopelman, Richard I. (1991): Learning Clinical Reasoning. Baltimore: Lippincott Williams and Wilkins

Klemme, Beate & Siegmann, Gaby (2006): Clinical Reasoning. Therapeutische Denkprozesse lernen. Stuttgart: Thieme Verlag

Kolb, Horst Siegfried (2012): Clinical Reasoning in der Altenpflege. München: Grin-Verlag

Kolb, Horst Siegfried (2014): Intuitive Clinical Reasoning. München: Grin-Verlag

Langmaack, Barbara (2001): Einführung in die Themenzentrierte Interaktion TZI. Leben rund ums Dreieck. Weinheim: Beltz Taschenbuch-Verlag

Kompetenzzentrum für Fort- und Weiterbildung

Literaturverzeichnis

Marienhagen, Jörg (2009): Clinical Reasoning I. Vorlesungsskript zum Modul 3 Clinical Reasoning 1. Fachbereich Gesundheit und Soziales. Studiengang Medizinalfachberufe. Diploma – Fachhochschule Nordhessen. Studienzentrum Nürnberg. Nürnberg

(MDS); Medizinischer Dienst der Spitzenverbände der Krankenkassen e. V. (Hrsg) (2005.: Grundsatzstellungnahme Pflegeprozess und Dokumentation. Handlungsempfehlung zur Professionalisierung und Qualitätssicherung in der Pfleger. Essen: MDS

Milka. **Mondelez Deutschland Services GmbH & Co. KG (1993).** Bremen

Miller, Mary A. & Babcock, Dorothy E. (2000): Kritisches Denken in der Pflege. Bern: Hans Huber Verlag

Tanner, Christine A. (2006): Thinking Like a Nurse: A Research-Based Model of Clinical Judgement in Nursing. In: Journal of Nursing Education, Vol. 45, No. 6, pp 204 – 211. Thorofare: SLACK Inc.

Wied, Susanne & Warmbrunn, Angelika (Bearbeituung) (2007): Psychrembel. Pflegetechniken. Pflegehilfsmittel. Pflegewissenschaft. Pflegemanagement. Psychologie. Recht. Berlin: Walter de Gruyter

Weitere Publikationen

Vom gleichen Autor sind bisher erschienen:

Kolb, Horst Siegfried (2012): Clinical Reasoning in der Altenpflege.
München: Grin-Verlag

Kolb, Horst Siegfried (2012): Kognitive Verzerrungen im Clinical Reasoning
der Altenpflege.
München: Grin-Verlag

Kolb, Horst Siegfried (2014): Intuitive Clinical Reasoning.
München: Grin-Verlag

Kolb, Horst Siegfried (2014): Clinical Reasoning und der Pflegeprozess als
CRA-Prozess in der Altenpflege.
Hamburg: Disserta-Verlag

Kolb, Horst Siegfried (2014): Evidence-based Practice. Einführungsvortrag
München: Grin-Verlag